61 Rezepte, die die chronischen und schweren Symptome von Asthma zu reduzieren helfen:

Häusliche Heilmittel für Asthmapatienten

Von

Joe Correa CSN

COPYRIGHT

Diese Veröffentlichung dient dazu fehlerfreie und zuverlässige Informationen zu dem auf dem Cover abgedruckten Thema zu liefern. Es wird mit der Einstellung verkauft, dass weder der Autor noch der Herausgeber befähigt sind, medizinische Ratschläge zu erteilen. Wenn medizinischer Rat oder Beistand notwendig sind, konsultieren Sie einen Arzt. Dieses Buch ist als Ratgeber konzipiert und sollte in keinster Weise zum Nachteil Ihrer Gesundheit gereichen. Konsultieren Sie einen Arzt, bevor Sie mit diesem Ernährungsplan beginnen, um zu gewährleisten, dass er das Richtige für Sie sind.

DANKSAGUNG

Dieses Buch ist meinen Freunden und meiner Familie gewidmet, die leichtere oder ernstere Krankheiten hatten. Sie sollen eine Lösung für Ihre Probleme finden und die erforderlichen Veränderungen in Ihrem Leben einleiten.

.

61 Rezepte, die die chronischen und schweren Symptome von Asthma zu reduzieren helfen:

Häusliche Heilmittel für Asthmapatienten

Von

Joe Correa CSN

INHALT

ÜBER DEN AUTOR

Nach Jahren der Nachforschung glaube ich ernsthaft an die positiven Auswirkungen, die Ernährung auf Körper und Geist haben kann. Mein Wissen und meine Erfahrung hat mir geholfen, gesünder über die Jahre zu kommen und an meine Familie und Freunde weiterzugeben. Je mehr du über gesundes Essen und Trinken weißt, desto schneller willst du deine Lebens- und Essensgewohnheiten ändern.

Ernährung ist ein wichtiger Bestandteil von einem gesunden und langen Leben. Also fang heute damit an. Der erste Schritt ist immer der wichtigste und bedeutendste.

EINLEITUNG

61 Rezepte, die die chronischen und schweren Symptome von Asthma zu reduzieren helfen: Häusliche Heilmittel für Asthmapatienten

Von Joe Correa CSN

Asthma ist ein Zustand, bei der deine Lungenwege oder Bronchien entzündet sind. Asthma zeigt einige typische Symptome wie Husten, Engegefühl in der Brust, Schmerzen, Keuchen etc. Wenn dein Arzt dir diese Krankheit bescheinigt, dann gibt es einige Dinge, die du tun kannst.

Es gibt keine Supernahrungsmittel, die Asthma heilen können oder die Anfälle abwendet, aber es gibt einen direkten Zusammenhang zwischen den Atemproblemen und einer gesunden Ernährung.

Asthmasymptome können mit gewissen Lebensmitteln behandelt werden, die diese Krankheit verhindern und deine Gesundheit verbessert. Eine gesunde, nährstoffreiche Ernährung und reguläre Übung sind grundlegende und wichtige Richtlinien für ein langes und gesundes Leben. In vielen Fällen hängt Asthma mit

Fettleibigkeit zusammen. Darum ist es so wichtig, dein Körpergewicht zu kontrollieren.

Viele Ärzte sind der Meinung, dass bestimmte Lebensmittel Asthma auslösen können. Wenn du eine allergische Reaktion auf einige Lebensmittel beobachtest, solltest du darüber nachdenken, sie zu vermeiden, da diese ein hohes Risiko aufweisen asthmatische Symptome auszulösen.

Auf der anderen Seite gibt es eine allgemeingültige Regel für alle Asthmatiker – je mehr frische Früchte und Gemüse du isst, desto geringer ist das Auftreten von Asthma. So einfach ist das! Darum möchte ich dir hiermit eine schnelle und leckere Lösung deines Problems aufzeigen. Ich habe eine Sammlung köstlicher Rezepte zusammengestellt, die Asthma behandeln und verhindern. Diese Rezepte stecken voller gesunder Nährstoffe, Vitamine, Mineralien, Omega-3-Fettsäuren und sind sehr lecker. Sie stecken voller Früchte und Gemüse, die wiederum aus Antioxidantien bestehen, die deinem Körper helfen, den Entzündungsprozess zu bekämpfen, den du durchläufst. Sie schützen außerdem deine Zellen vor zukünftigen Problemen.

Diese Buch basiert auf Rezepten, die nachweislich entzündungshemmende Bestandteile besitzen. Du wirst überrascht sein, wie lecker Lachs mit Gemüse sein kann und eine andere Abendmahlzeit versorgt dich mit unersetzbaren Nährstoffen. Lauchsalat mit Walnüssen auf der anderen Seite ist eine wahre Delikatesse und eine großartige Quelle für Ballaststoffe, Vitamine und Mineralien. Genieße zur wichtigsten Mahlzeit des Tages (Frühstück) Gouda und Zwiebel Omelette. Aber das ist noch nicht alles! Dieses Buch bietet dir eine gesunde und wunderbare Rezepte zum Frühstück, Mittag- und Abendessen sowie als Snack, die mit Sicherheit deine Geschmacksnerven ansprechen und dein Immunsystem stärken, so dass dein Körper zurückschlagen kann. Bereite die Gerichte jeden Tag zu und verhindere damit nicht nur Asthma, sondern auch deine Gesundheit verbessert und dir dabei hilft, überschüssiges Gewicht zu verlieren. Nachdem ich dir diese Vorzüge aufgezählt habe, ist es Zeit, diese Rezepte auszutesten. Lass dieses Buch ein neuer Anfang zur Prävention von Asthma sein.

61 REZEPTE, DIE DIE CHRONISCHEN UND SCHWEREN SYMPTOME VON ASTHMA ZU REDUZIEREN HELFEN: HÄUSLICHE HEILMITTEL FÜR ASTHMAPATIENTEN

1.   Lachs & Gemüse

Zutaten:

450g Lachsfilets, ohne Haut und Knochen

1 Tasse weißer Reis, Langkorn

1 Tasse Hühnerbrühe

1 kleine Zucchini, geschält und in Scheiben

2 kleine Karotten, in Scheiben

1 EL Olivenöl

¼ Tasse Zitronensaft

1 TL frischer Rosmarin, fein gehackt

¼ TL schwarzer Pfeffer, gemahlen

¼ TL Meersalz

Zubereitung:

Heize den Backofen auf 180°C vor.

Vermenge Lachs, Zitronensaft, Rosmarin, Olivenöl, Salz und Pfeffer in einer Glasschüssel. Bedecke das Fleisch damit und stelle es 30 Minuten vor dem Grillen in den Kühlschrank.

Vermenge den Reis und die Hühnerbrühe in einem mittleren Topf bei mittlerer-hoher Stufe. Gib Karotten, Zucchini dazu und bestreue mit etwas Salz und Pfeffer. Bringe sie zum Kochen und nimm den Topf vom Herd. Stelle ihn zur Seite.

Lege die Lachsfilets in eine große Auflaufform, die mit Backpapier ausgelegt ist. Bedecke die Filets mit Reis und der Gemüsemischung. Decke mit Aluminiumfolie ab und stelle die Form in den Backofen. Backe etwa 10-15 Minuten. Serviere warm.

Nährwertangaben pro Portion: Kcal: 347, Protein: 28,4g, Kohlenhydrate: 28,3g, Fette: 17,6g

2.   Gurke Minze Smoothie

Zutaten:

1 große Gurke, gewürfelt

1 Tasse Spinat, vorgekocht

1 EL Honig

¼ Tasse Minzeblätter

1 Tasse Griechischer Joghurt

1 EL Zitronensaft

1 EL Chiasamen

Zubereitung:

Gib den Spinat in einen Topf kochendes Wasser. Koche ihn 10 Minute, bis er zart ist. Gieße das Wasser ab und stelle ihn zum Abkühlen zur Seite.

Vermenge dann den Spinat und die restlichen Zutaten in einem Mixer. Rühre, bis eine geschmeidige Masse entsteht und verteile alles auf Gläser.

Garniere mit etwas frischen Minzeblätter und stelle sie 30 Minuten vor dem Servieren in den Kühlschrank.

Nährwertangaben pro Portion: Kcal: 130, Protein: 3,8g, Kohlenhydrate: 31,6g, Fette: 0,7g

3.   Gouda Zwiebel Omelette

Zutaten:

4 Eiweiß aus Freilandhaltung

1 Ei aus Freilandhaltung

3 EL Gouda, zerrieben

1 EL fettreduzierte Milch

1 kleine Zwiebel, in Scheiben

2 TL Traubenkernöl

1 TL Dijonsenf

2 EL weiße Quinoa, vorgekocht

Zubereitung:

Verteile eine Tasse Wasser in einen kleinen Topf und bringe sie zum Kochen. Löffle die Quinoa hinein und koche sie 15 Minuten. Nimm den Topf vom Herd und stelle ihn zum Abkühlen zur Seite.

Erhitze in der Zwischenzeit 1 Esslöffel Traubenkernöl in einer großen Bratpfanne bei mittlerer-niedriger Stufe. Gib die Zwiebel und 1 Esslöffel Wasser dazu. Lege den Deckel auf den Topf und brate sie, bis sie glasig sind. Nimm den Topf vom Herd und füge Senf bei. Rühre gut um. Stelle ihn zur Seite.

Erhitze einen weiteren Esslöffel Traubenkernöl in einer großen Bratpfanne bei mittlerer-niedriger Stufe. Schlage das Ei und Eiweiß in einer Rührschüssel. Gib Milch dazu und verteile die Mischung in eine Bratpfanne. Brate etwa 4-5 Minuten auf beiden Seiten. Verteile die zuvor zubereitete Quinoa und die Zwiebeln über eine Hälfte und falte die Omelette.

Bestreue mit geriebenem Gouda und salze ihn.

Nährwertangaben pro Portion: Kcal: 210, Protein: 14,3g, Kohlenhydrate: 18,5g, Fette: 8,6g

4. Ziti Kasserole

Zutaten:

115g Ziti Pasta

170g Ricotta, zerbröselt

170g Cheddar, zerbröselt

2 mittelgroße Karotten, in Scheiben

2 mittelgroße rote Zwiebeln, fein gehackt

1 Dose Tomatensauce

1 Knoblauchzehe, zermahlen

1 mittelgroße Paprika, gewürfelt

1 mittelgroße Zucchini, in Scheiben

1 Dose Kirschtomaten, halbiert

1 Dose schwarze Bohnen, abgespült und abgetropft

230g gefrorener Mais, aufgetaut

1 EL Olivenöl

1 TL getrockneter Oregano, gemahlen

½ TL Chili, gemahlen

¼ TL schwarzer Pfeffer, gemahlen

Zubereitung:

Heize den Backofen auf 180°C vor.

Erhitze das Öl in einer großen Bratpfanne bei mittlerer-hoher Stufe. Gib Knoblauch und Zwiebeln dazu und brate sie 2-3 Minuten an. Füge dann Paprika, Zucchini und Karotten bei und rühre nochmal um. Koche weitere 10 Minuten unter gelegentlichem Umrühren. Verteile die Tomatensauce darüber und die Tomaten aus der Dose. Bestreue mit Oregano und vermische alles.

Koche alles auf und drehe die Hitze auf niedrige Stufe. Koche weitere 15 Minuten unter gelegentlichem Umrühren. Gib Bohnen und Mais dazu. Bestreue mit Chili und rühre erneut. Koche 5 Minuten und nimm den Topf dann vom Herd.

Rühre die Nudeln und den Käse ein. Gib alles in eine Kasserole. Stelle sie in den Backofen und backe 30 Minuten. Nimm sie aus dem Backofen und stelle sie 5 Minuten zum Abkühlen zur Seite. Serviere warm.

Nährwertangaben pro Portion: Kcal: 440, Protein: 20,4g, Kohlenhydrate: 59,3g, Fette: 17,1g

5. Avocado und Rote Beete Salat

Zutaten:

1 mittelgroße Avocado, geschält und gewürfelt

4 mittelgroße Rote Beete, geschält und gewürfelt

2 Tassen Kirschtomaten, halbiert

1 mittelgroße Birne, entkernt und gewürfelt

1 große Karotte, in Scheiben

2 EL Cashews, gewürfelt

1 EL Olivenöl

1 EL Balsamicoessig

¼ TL Cayennepfeffer, gemahlen

¼ TL Meersalz

¼ TL schwarzer Pfeffer, gemahlen

Zubereitung:

Gib die Rote Beete in einen großen Topf. Gieße genügend Wasser bei, damit alles bedeckt ist und bringe sie zum

Kochen. Koche 15 Minuten, bis sie zart ist. Nimm den Topf vom Herd und gieße das Wasser ab. Stelle ihn zur Seite.

Vermenge Essig, Öl und Cayennepfeffer in einer kleinen Rührschüssel. Rühre gut um und stelle ihn zur Seite.

Vermenge in der Zwischenzeit Avocadowürfel, Karotte und Kirschtomaten in einer großen Salatschüssel. Gib die gekochte Rote Beete dazu und verteile die Sauce darüber. Rühre gut um und bestreue mit Cashews, Salz und Pfeffer.

Serviere im Anschluss.

Nährwertangaben pro Portion: Kcal: 202, Protein: 2,7g, Kohlenhydrate: 16,7g, Fette: 15,5g

6.   Reis mit Birnen

Zutaten:

4 Tassen brauner Reis, vorgekocht

2 große Birnen, entkernt und gewürfelt

½ Tasse Frühlingszwiebeln, fein gehackt

½ Tasse frischer Sellerie, in Scheiben

3 EL Gemüseöl

3 EL Zitronensaft

2 Knoblauchzehen, zermahlen

¼ TL schwarzer Pfeffer, gemahlen

¼ TL frischer Ingwer, gemahlen

¼ TL Salz

Zubereitung:

Vermenge Knoblauch, Ingwer, Salz, Pfeffer und Zitronensaft in einer mittelgroßen Schüssel. Rühre gut um und gib die Birnenwürfel dazu. Die Birnen sollten vollständig mit den Gewürzen bedeckt sein. Stelle ihn zur Seite.

Gib in der Zwischenzeit den Reis in einen großen Topf. Gieße genügend Wasser dazu, damit alles bedeckt ist und bringe es zum Kochen. Füge die Frühlingszwiebeln, Sellerie und Öl bei. Rühre gut um und koche. Nimm den Topf vom Herd und lass ihn abkühlen. Gib alles in eine Schüssel und rühre die Birnenmischung vorsichtig ein. Stelle sie 20 Minuten vor dem Servieren in den Kühlschrank.

Nährwertangaben pro Portion: Kcal: 527, Protein: 9,8g, Kohlenhydrate: 98,1g, Fette: 10,3g

7. Lachs mit Spinat in Dijon Sauce

Zutaten:

450g Lachsfilets, ohne Haut und Knochen

4 EL Dijonsenf

1 EL Olivenöl

1 EL Honig

1 TL getrockneter Dill

¼ TL Salz

¼ TL schwarzer Pfeffer, frisch gemahlen

1 Tasse Spinat, gewürfelt

2 Knoblauchzehe, zermahlen

Zubereitung:

Vermenge Honig, Dill, Senf, Salz und Pfeffer in einer kleinen Schüssel. Rühre gut um. Lege die Filets in eine große Schüssel und verteile die Marinade darüber. Bedecke das Fleisch mit einem Löffel mit der Mischung und stelle es 1 Stunde zur Seite.

Gib den Spinat in einen Topf kochendes Wasser. Koche 5 Minuten und nimm den Topf vom Herd. Gieße das Wasser ab und stelle ihn zur Seite.

Erhitze das Öl in einer großen Bratpfanne bei mittlerer-hoher Stufe. Gib Knoblauch dazu und brate ihn, bis er glasig ist. Gib das Fleisch dazu und hebe die Marinade auf. Koche etwa 3-5 Minuten auf beiden Seiten. Lege das Fleisch auf eine Platte, aber stelle die Pfanne zurück auf den Herd und drehe die Hitze ab. Gib Spinat dazu und koche 10 Minuten, rühre dabei gelegentlich um. Nimm den Topf vom Herd und verteile ihn auf der Platte.

Beträufle mit der zuvor zubereiteten Marinade und bestreue mit etwas extra Salz und Pfeffer.

Nährwertangaben pro Portion: Kcal: 234, Protein: 23,4g, Kohlenhydrate: 10,4g, Fette: 13,8g

8.   Johannisbeere Mango Smoothie

Zutaten:

¼ Tasse Johannisbeeren

1 kleine Mango, gewürfelt

1 große Birne, gewürfelt

3 EL Walnüsse, grob gewürfelt

1 EL Honig

1 TL Hanfsamen

1 Tasse Wasser

Zubereitung:

Vermenge alle Zutaten in einer Küchenmaschine. Rühre, bis eine cremige Masse entsteht. Verteile alles in Gläser. Garniere mit Minzeblätter und Walnüssen. Stelle die Gläser 1 Stunde vor dem Servieren in den Kühlschrank.

Nährwertangaben pro Portion: Kcal: 253, Protein: 4,8g, Kohlenhydrate: 47,1g, Fette: 7,7g

9. Gurkensalat mit Tomaten Vinaigrette

Zutaten:

2 große Gurken

2 Tassen Eisbergsalat, gewürfelt

1 kleine Zwiebel, in Scheiben

1 EL saure Sahne

3 EL Weißweinessig

1 TL Worcestershire Sauce

½ Tasse Sonnen getrocknete Tomaten, fein gehackt

1 Knoblauchzehe, zermahlen

1 TL Petersilie, fein gehackt

1 TL Honig

¼ TL schwarzer Pfeffer, gemahlen

2 EL natives Olivenöl extra

Zubereitung:

Vermenge die saure Sahne, Worcestershire Sauce, Essig, Sonnen getrocknete Tomaten, Knoblauch, Honig, Öl, Pfeffer und Salz in einem Glass oder einer kleinen Rührschüssel. Rühre gut um und verschließe mit einem Deckel. Stelle das Glas/die Schüssel über Nacht in den Kühlschrank, damit sich der Geschmack voll entfalten kann.

Vermenge Gurken, Salat und Zwiebeln in einer großen Salatschüssel. Beträufle mit Marinade und bestreue mit frischer Petersilie.

Nährwertangaben pro Portion: Kcal: 179, Protein: 1,4g, Kohlenhydrate: 11,2g, Fette: 15,4g

10. Blumenkohl und Brokkolisuppe

Zutaten:

450g Blumenkohl, gewürfelt

450g Brokkoli, halbiert

5 Tassen Hühnerbrühe

2 EL Olivenöl

2 Knoblauchzehen, zermahlen

1 EL Dijonsenf

1 TL Gemüse Gewürzmischung

½ TL Salz

Zubereitung:

Erhitze das Öl in einem großen Topf bei mittlerer-hoher
Stufe. Gib Knoblauch dazu und brate, bis sie glasig sind.
Füge den Blumenkohl, Brokkoli und Salz dazu. Verteile die
Brühe darüber und bringe sie zum Kochen. Drehe die Hitze
auf niedrige Stufe und lass sie 20 Minuten köcheln, bis sie
zart sind. Nimm den Topf vom Herd und lass sie einige Zeit
abkühlen.

Gib alles in eine Küchenmaschine und rühre 2 Minuten, bis alles geschmeidig ist. Gib Senf dazu und bestreue mit der Gemüse Gewürzmischung und verrühre erneut.

Gib die Suppe in einen Topf und lege den Deckel darauf. Füge mehr Hühnerbrühe oder Wasser dazu, wenn die Suppe zu dickflüssig ist und erhitze sie erneut.

Serviere warm.

Nährwertangaben pro Portion: Kcal: 120, Protein: 7,8g, Kohlenhydrate: 10,3g, Fette: 6,2g

11. Hühnchen in Zitrone & Rosmarinsauce

Zutaten:

1 Hühnchen, (1350-1800g), ganz

3 kleine Kartoffeln, geschält und geviertelt

1 Tasse Zitronensaft

1 TL getrocknete Rosmarin

½ TL Gemüse Gewürzmischung

¼ TL schwarzer Pfeffer, gemahlen

¼ TL Salz

Zubereitung:

Erhitze den Grill bei mittlerer-niedriger Stufe.

Vermenge Zitronensaft, Rosmarin, Gemüse Gewürzmischung, Pfeffer und Salz in einer großen Auflaufform. Rühre gut um. Halbiere das Hühnchen und gib es in die Schüssel. Bedecke das Hühnchen mit der Marinade. Decke die Schüssel ab und stelle sie 2 Stunden zum Marinieren zur Seite.

Gib die Kartoffeln in der Zwischenzeit in einen Topf kochendes Wasser. Koche, bis sie zart sind. Nimm den Topf vom Herd und lass sie abkühlen. Schneide die Kartoffeln in Viertel und gib alles in die Auflaufform mit dem Fleisch.

Grille das Hühnchen 1 Stunde, wende es einige Male, bis es leicht braun ist. Nimm es aus dem Ofen.

Garniere mit frischem Rosmarin und serviere.

Nährwertangaben pro Portion: Kcal: 309, Protein: 50,6g, Kohlenhydrate: 10,8g, Fette: 5,5g

12.   Lauchsalat mit Walnüsse

Zutaten:

8 kleine Lauchstangen, gewürfelt

2 Knoblauchzehen, zermahlen

¼ Tasse Schalotten, zermahlen

¼ Tasse Walnüsse, grob gewürfelt

1 TL gelber Senf

2 EL Balsamicoessig

2 EL Olivenöl

1 EL Schnittlauch, zermahlen

1 TL frischer Petersilie, fein gehackt

¼ TL Salz

¼ TL schwarzer Pfeffer, gemahlen

Zubereitung:

Vermenge den Knoblauch, Schalotten, Senf und Walnüsse in einer kleinen Rührschüssel oder einem Glas. Verteile den Essig und Öl darüber. Rühre gut um, verschließe aber vorher das Glas. Bestreue mit Petersilie, Schnittlauch, Salz und Pfeffer. Stelle es 30 Minuten zur Seite, damit sich der Geschmack entfalten kann.

Gib den Lauch in der Zwischenzeit in eine große Bratpfanne bei mittlerer-hoher Stufe. Gieße genügend Wasser dazu, damit alle Zutaten bedeckt sind. Bringe sie zum Kochen. Drehe die Hitze auf niedrige Stufe und lege den Deckel darauf. Köchle alles etwa 10-12 Minuten, bis alles gar ist. Nimm die Pfanne vom Herd und gieße das Wasser ab. Gib alles in eine Salatschüssel.

Verteile die Marinade über den Lauch. Lass sie abkühlen und stelle sie 10 Minuten vor dem Servieren in den Kühlschrank.

Nährwertangaben pro Portion: Kcal: 121, Protein: 2.3g, Kohlenhydrate: 3.2g, Fette: 11.7g

13.   Fisch Nuggets mit Tomatensauce

Zutaten:

230g Forellenfilets, gewürfelt

½ Tasse Brotkrumen

1 große egg

2 EL Griechischer Joghurt

¼ Tasse fettreduzierte Milch

1 EL Zitronensaft

¼ TL Salz

¼ TL schwarzer Pfeffer, gemahlen

Für die Sauce:

2 große Tomaten, püriert

1 EL Zitronensaft

¼ TL Chili, gemahlen

¼ TL getrockneter Oregano, gemahlen

Zubereitung:

Heize den Backofen auf 180°C vor.

Vermenge Tomaten, Chili, Oregano und Zitronensaft in eine Küchenmaschine. Rühre, bis eine geschmeidige Masse entsteht. Stelle ihn zur Seite.

Schlage das Ei in einer mittelgroßen Schüssel. Gib Joghurt und Milch dazu. Bestreue mit etwas Salz und Pfeffer und vermenge alles.

Tunke den Fisch in die Eimischung und wälze ihn dann in Brotkrumen.

Lege ein Backblech mit etwas Backpapier aus. Verteile den Fisch darauf und stelle das Blech in den Ofen. Backe, bis er goldbraun ist. Nimm das Blech aus dem Ofen.

Serviere die Nuggets mit Tomatensauce oder träufle sie gleich darüber.

Nährwertangaben pro Portion: Kcal: 204, Protein: 19,8g, Kohlenhydrate: 14,4g, Fette: 7,1g

14.   Minze Erdbeer Salat

Zutaten:

2 Tassen Erdbeeren, in Scheiben

1 Tasse Rucola, gewürfelt

½ Tasse Rotkohl, geputzt

½ Tasse Datteln, entkernt und gewürfelt

1 Tasse Romanasalat, gewürfelt

½ Tasse saure Sahne

1 EL frische Minze, gemahlen

2 EL Orangensaft

¼ TL Salz

3-4 Minzeblätter

Zubereitung:

Vermenge die saure Sahne, Orangensaft, gemahlene Minze, Salz und Pfeffer in einer kleinen Rührschüssel. Rühre gut um und stelle sie zur Seite, damit sich der Geschmack voll entfalten kann.

Vermenge Erdbeeren, Rucola, Kohl und Datteln in einer großen Schüssel. Verrühre gut, dann verteile die zuvor zubereitete Sauce darüber.

Garniere mit Minzeblätter und stelle alles 15 Minuten vor dem Servieren in den Kühlschrank.

Nährwertangaben pro Portion: Kcal: 157, Protein: 2,3g, Kohlenhydrate: 25,5g, Fette: 6,4g

15.   Cremiger Brokkoli

Zutaten:

450g Brokkoli, gewürfelt

115g Cheddar, gerieben

3 TL Maisstärke

1 Tasse fettreduzierte Milch

1 TL Worcestershire Sauce

¼ TL schwarzer Pfeffer, gemahlen

½ TL Salz

Zubereitung:

Gib den Brokkoli in einen Topf kochendes Wasser. Koche, bis er zart ist und nimm den Topf dann vom Herd. Gieße das Wasser ab und stelle ihn zur Seite.

Vermenge Maisstärke und Milch in einer großen Bratpfanne bei mittlerer-hoher Stufe. Bringe sie zum Kochen und drehe die Hitze auf niedrige Stufe Koche, bis eine dickflüssige Masse entsteht. Füge Käse und Sauce bei. Koche alles, bis der Käse geschmolzen ist. Nimm den Topf vom Herd und lass ihn kurze Zweit abkühlen.

Gib den Brokkoli auf eine Servierplatte. Verteile die Sauce darüber und serviere.

Nährwertangaben pro Portion: Kcal: 185, Protein: 12.3g, Kohlenhydrate: 13.1g, Fette: 9.8g

16.   Puten Wraps

Zutaten:

340g Putenfilets, zermahlen

290g Tomaten, fein gehackt

1 kleine Zwiebel, in Scheiben

3 Knoblauchzehen, zermahlen

3 EL Tomatensauce

1 EL Worcestershire Sauce

1 TL Paprika, gemahlen

1 EL Olivenöl

½ TL Salz

4 Salatblätter

4 Tortillas

Zubereitung:

Erhitze das Öl in einem großen Topf bei mittlerer-hoher Stufe. Gib Zwiebel und Knoblauch dazu und brate sie, bis sie glasig sind. Füge Fleisch, Tomaten, Tomatensauce und

Worcestershire Sauce bei. Bestreue mit einer Prise Salz und rühre gut um. Drehe die Hitze auf niedrige Stufe, lege den Deckel darauf und koche 3 Stunden, bis alles gar sind. Rühre die Paprika ein und nimm den Topf vom Herd. Lass den Inhalt kurz abkühlen.

Verteile ein Salatblatt auf einer Tortilla und löffle die Mischung gleichmäßig darauf. Wickle sie und sichere mit einem Zahnstocher.

Nährwertangaben pro Portion: Kcal: 259, Protein: 27,5g, Kohlenhydrate: 17,7g, Fette: 8,7g

17.   Spanisches Hühnchen

Zutaten:

450g Hühnerfilets, ohne Haut und Knochen, gewürfelt

1 Tasse Hühnerbrühe

2 EL Allzweckmehl

2 Paprika, in Streifen geschnitten

1 große Zwiebel, geviertelt

2 mittelgroße Tomaten, in Scheiben

2 EL Olivenöl

2 Knoblauchzehen, zermahlen

¼ TL Cayennepfeffer, gemahlen

¼ TL Salz

¼ TL schwarzer Pfeffer, gemahlen

Zubereitung:

Vermenge die Fleischwürfel, Mehl und Salz in einer großen Schüssel. Vermenge und stelle sie zur Seite.

Erhitze das Öl in einer großen antihaftbeschichteten Bratpfanne bei mittlerer-hoher Stufe. Gib Knoblauch und brate ihn, bis er glasig ist. Füge Fleisch bei und koche es, bis es goldbraun ist. Drehe die Hitze auf niedrige Stufe und gib die Tomaten, Paprika und Zwiebelviertel dazu. Bestreue mit Cayennepfeffer und Salz.

Verteile die Hühnerbrühe darüber und lass sie 15 Minuten köcheln. Bestreue mit extra Salz und Pfeffer.

Nährwertangaben pro Portion: Kcal: 303, Protein: 36,1g, Kohlenhydrate: 14,2g, Fette: 11,2g

18.   Cremige Fenchelsuppe

Zutaten:

1 mittelgroße Fenchelknolle, gewürfelt

2 Tassen Gemüsebrühe

1 Tasse fettreduzierte Milch

1 Tasse weiße Quinoa, vorgekocht

2 Knoblauchzehen, zermahlen

½ TL Salz

¼ TL schwarzer Pfeffer, gemahlen

Zubereitung:

Vermenge Fenchel, Milch, Quinoa, Knoblauch und Gemüsebrühe in einem tiefen Topf bei mittlerer-hoher Stufe. Bringe sie zum Kochen und drehe dann die Hitze auf niedrige Stufe. Lege einen Deckel darauf und koche etwa weitere 10-15 Minuten. Nimm den Topf vom Herd und lass ihn einige Zeit abkühlen.

Gib die Suppe in eine Küchenmaschine und rühre, bis sie geschmeidig ist. Gib die Suppe anschließend in den Topf. Erhitze die Suppe wieder und serviere sie warm.

Nährwertangaben pro Portion: Kcal: 146, Protein: 7,5g, Kohlenhydrate: 23,7g, Fette: 2,3g

19.   Bohnen Risotto

Zutaten:

2 Tassen weißer Reis, vorgekocht

1 Tasse gefrorene Bohnen, aufgetaut

1 Tasse Champignons, halbiert

2 Tassen Gemüsebrühe

1 kleine Zwiebel, fein gehackt

1 TL Balsamicoessig

2 EL Olivenöl

½ TL Salz

¼ TL schwarzer Pfeffer, gemahlen

2 Tassen Wasser

Zubereitung:

Vermenge Gemüsebrühe und Wasser in einem tiefen Topf und bringe sie zum Kochen. Gib Reis, Bohnen und Champignons dabei. Drehe die Hitze auf niedrige Stufe und lege einen Deckel darauf.

Erhitze in der Zwischenzeit das Öl in einer großen Bratpfanne und füge die Zwiebel bei. Brate sie, bis sie glasig ist. Gib Essig dazu und sautiere alles 1 Minute. Nimm die Pfanne vom Herd und gib den Inhalt in den Topf.

Koche das Wasser, bis es vollständig verdampft ist. Gieße mehr Wasser dazu, wenn nötig.

Serviere warm.

Nährwertangaben pro Portion: Kcal: 291, Protein: 6,5g, Kohlenhydrate: 52,2g, Fette: 5,6g

20.   Kürbis Haferflocken mit Pekannüsse

Zutaten:

2 Tassen Haferflocken

2 Tassen Kürbis, geschält, vorgekocht und gewürfelt

3 Tassen fettreduzierte Milch

¼ TL Zimt

¼ Tasse Pekannüsse, grob gewürfelt

¼ Tasse Pflaumen, gewürfelt

Zubereitung:

Bereite die Haferflocken nach Packungsanweisung zu und vermenge sie mit Milch. Stelle alles 2-3 Minuten in die Mikrowelle.

Gib die Kürbiswürfel in einen Topf kochendes Wasser und koche sie, bis sie zart sind. Nimm sie dann vom Herd und gieße das Wasser ab. Schneide den Kürbis in mundgerechte Stücke und rühre ihn unter die Haferflocken mit Milch. Bestreue mit Zimt und erhitze das Gemisch 1 Minute. Rühre die Pekannüsse und Pflaumen vor dem Servieren unter.

Nährwertangaben pro Portion: Kcal: 387, Protein: 17,3g, Kohlenhydrate: 71,3g, Fette: 4,1g

21. Gebackte Mozzarella-Auberginen

Zutaten:

1 große Aubergine, geschält und in mundgerechte Stücke geschnitten

170g Mozzarella, in dünne Scheiben

3 große Tomaten, gewürfelt

¼ TL getrockneter Rosmarin, gemahlen

¼ TL Salz

¼ Chili, gemahlen

¼ TL schwarzer Pfeffer, gemahlen

Zubereitung:

Heize den Backofen auf 180°C vor.

Vermenge Tomaten, Rosmarin, Salz, Chili und Pfeffer in einem Mixer. Verrühre alles, bis eine geschmeidige Masse entsteht und stelle sie zur Seite.

Lege eine große Auflaufform mit Backpapier aus. Bilde eine Schicht aus Mozzarella Scheiben und garniere sie mit Auberginenwürfel. Gib darauf eine zweite Schicht Käse.

Bestreue mit etwas Salz und Pfeffer. Stelle die Form in den Backofen und backe sie 30 Minuten. Nimm sie dann aus dem Ofen und lass sie kurz abkühlen.

Serviere warm.

Nährwertangaben pro Portion: Kcal: 116, Protein: 9,6g, Kohlenhydrate: 9,1g, Fette: 5,3g

22. Cremiger Cranberry Salat

Zutaten:

1 Tasse frische Cranberries, gewürfelt

½ mittelgroße Ananas, gewürfelt

1 mittelgroßer grüner Apfel, gewürfelt

1 EL Honig

2 Tassen Schlagsahne

1 EL Mandeln, grob gewürfelt

1EL Chiasamen

Zubereitung:

Vermenge Schlagsahne, Mandeln und Honig in einer großen Schüssel. Verrühre alles mit einem Handmixer. Stelle sie zur Seite.

Vermenge Cranberries, Ananas und Apfel in einer großen Schüssel. Verteile sie über die zuvor zubereitete Creme. Bestreue mit Chiasamen und stelle die Schüssel 30 Minuten vor dem Servieren in den Kühlschrank.

Nährwertangaben pro Portion: Kcal: 254, Protein: 5,8g, Kohlenhydrate: 18,6g, Fette: 20,4g

23. Marinierter Thunfisch mit Spinat

Zutaten:

450g Thunfischsteaks, ohne Knochen

2 Tassen Spinat, gewürfelt

1 kleine rote Zwiebel, in Scheiben

2 EL Olivenöl

1 EL Limettensaft

1 EL Zitronensaft

2 TL Koriander, fein gehackt

2 TL Kümmel, gemahlen

1 TL Meersalz

½ TL schwarzer Pfeffer, gemahlen

Zubereitung:

Gib den Spinat in einen Topf kochendes Wasser und koche ihn, bis er weich ist. Nimm den Topf vom Herd und gieße das Wasser ab. Stelle ihn zur Seite.

Vermenge Limettensaft, Zitronensaft, Koriander, Kümmel, Salz und Pfeffer in einer großen Marinierschüssel. Lege das Fleisch hinein und bedecke es gut mit der Mischung. Decke die Schüssel ab und stelle sie zum Marinieren 20 Minuten zur Seite. Wende das Fleisch gelegentlich und löffle die Mischung immer wieder darüber.

Heize einen Grill auf mittlere-hohe Stufe vor. Grille das Fleisch etwa 2-3 Minuten auf jeder Seite, bis es gar ist.

Serviere mit Spinat und garniere mit den Zwiebelscheiben.

Nährwertangaben pro Portion: Kcal: 285, Protein: 34,8g, Kohlenhydrate: 3,1g, Fette: 14,5g

24. Trauben-Käse-Salat

Zutaten:

450g rote Trauben

450g grüne Trauben

230g Streichkäse, weich

1 EL Honig

1 TL Vanilleextrakt

3 EL Pekannüsse, grob gewürfelt

Zubereitung:

Vermenge Streichkäse, Vanilleextrakt und Honig in einer großen Schüssel. Vermische alles, bis eine geschmeidige Mischung entsteht. Gib Trauben dazu und rühre gut um. Lege einen Deckel darauf und stelle sie 30 Minuten in den Kühlschrank. Garniere vor dem Servieren mit Pekannüssen.

Nährwertangaben pro Portion: Kcal: 295, Protein: 4,6g, Kohlenhydrate: 35,9g, Fette: 16,5g

25. Kokos Garnelen

Zutaten:

340g Garnelen, geschält und entdarmt

½ Tasse Kokosmilch

4 Knoblauchzehen, zermahlen

1 EL Olivenöl

1 EL frischer Koriander, fein gehackt

1 TL Zitronensaft

¼ TL Salz

Zubereitung:

Gib den Reis in einen großen Topf. Verteile genügend Wasser darauf, damit alle Zutaten bedeckt sind. Koche, bis das Wasser verdampft ist. Nimm den Topf vom Herd und stelle ihn zur Seite.

Erhitze das Öl in einem tiefen Topf oder einem Dampfgarer bei mittlerer-hoher Stufe. Gib Knoblauch dazu und brate ihn, bis er glasig ist. Füge die Garnelen bei und koche sie etwa 2-3 weitere Minuten.

Gib alle Zutaten dazu und rühre wieder um. Lege den Deckel darauf und koche alles mindestens 5 Stunden. Nimm den Topf vom Herd und lass ihn kurz ruhen, bevor du den Deckel anhebst.

Serviere mit Reis.

Nährwertangaben pro Portion: Kcal: 410, Protein: 40,5g, Kohlenhydrate: 7,9g, Fette: 24,2g

26. Rote Peperonata

Zutaten:

2 EL Olivenöl

1 kleine Zwiebel, in Scheiben

2 Knoblauchzehe, gewürfelt

1 rote Paprikaschote, gewürfelt

2 kleine Tomaten, in Scheiben

1 EL Apfel Essig

2 EL Olivenöl

4-5 frische Basilikumblätter

¼ TL Salz

¼ TL schwarzer Pfeffer, gemahlen

Zubereitung:

Erhitze das Olivenöl in einer großen Bratpfanne bei mittlerer Hitze. Füge die Zwiebelscheiben bei und brate sie einige Minuten, bis sie goldbraun sind. Gib den Knoblauch und die Paprikaschote dazu. Würze mit Salz und Pfeffer. Brate sie 15 Minuten, rühre dabei gelegentlich um.

Drehe die Hitze auf niedrige Stufe und gib die Tomaten dazu. Lege den Deckel darauf und koche alles einige Minuten. Nimm den Topf vom Herd und serviere.

Nährwertangaben pro Portion: Kcal: 296, Protein: 2,1g, Kohlenhydrate: 12,1g, Fette: 28,3g

27.   Süßes Aprikosen Risotto

Zutaten:

1 Tasse brauner Reis, vorgekocht

¼ Tasse getrocknete Aprikosen, gewürfelt

1 große Gurke, geschält und in Scheiben

2 mittelgroße Karotten, geraspelt

1 kleine Tomate, in Scheiben

1 mittelgroße rote Zwiebel, in Scheiben

2 EL Olivenöl

1 TL Gemüse Gewürzmischung

1 EL frischer Petersilie, fein gehackt

¼ TL Salz

Zubereitung:

Gib den Reis in einen tiefen Topf. Gieße 2 ½ Tassen Wasser dazu und bringe sie zum Kochen. Nimm den Topf vom Herd und stelle ihn zur Seite.

Erhitze das Öl in einer großen Bratpfanne bei mittlerer-hoher Stufe. Gib Zwiebeln dazu und sautiere sie, bis sie weich sind. Rühre die Tomatenscheiben sowie Aprikosen dazu und bestreue mit Gemüse Gewürzmischung. Koche alles etwa 4-5 Minuten. Rühre den Reis ein, koche ihn 1 Minute und nimm ihn vom Herd.

Richte alles auf eine Servierplatte an und garniere mit geraspelten Karotten. Garniere mit frischen Gurkenscheiben und bestreue mit frischer Petersilie.

Serviere.

Nährwertangaben pro Portion: Kcal: 221, Protein: 4,1g, Kohlenhydrate: 37,2g, Fette: 6,8g

28.   Kohl und Tomatensalat mit Reis-Essig-Dressing

Zutaten:

1 kleiner Kohlkopf, in Scheiben

2 mittelgroße Tomaten, gewürfelt

1 Tasse Radicchio, geputzt

1 mittelgroße Paprika, gewürfelt

Für das Dressing:

2 EL Reisessig

2 EL frischer Koriander, fein gehackt

2 EL natives Olivenöl extra

¼ TL schwarzer Pfeffer, gemahlen

¼ TL Meersalz

Zubereitung:

Vermenge alle Dressingzutaten in einer Rührschüssel. Rühre gut um und stelle die Schüssel zur Seite, damit sich das Aroma entfalten kann.

Vermenge in einer großen Salatschüssel Kohl, Tomaten, Radicchio und Pfeffer. Rühre um und beträufle mit Dressing. Rühre gut um und stelle es 20 Minuten vor dem Servieren in den Kühlschrank. Du kannst 2 Esslöffel saure Sahne einrühren, wenn du magst, aber das ist optional.

Nährwertangaben pro Portion: Kcal: 144, Protein: 3,3g, Kohlenhydrate: 15,5g, Fette: 7,4g

29.   Im Ofen gebackter Seebarsch

Zutaten:

900g Seebarschfilets, ohne Knochen

¼ Tasse fettreduzierte Milch

2 EL Zitronensaft

½ Tasse Brotkrumen

1 Knoblauchzehe, zermahlen

1 kleine Zwiebel, in Scheiben

1 mittelgroße Zitrone, geviertelt

¼ TL weißer Pfeffer, gemahlen

¼ TL Chili, gemahlen

½ TL Meersalz

1 EL frischer Rosmarin, fein gehackt

Zubereitung:

Heize den Backofen auf 180°C vor.

Vermenge Milch, zermahlenen Knoblauch und Chili in einer mittelgroßen Schüssel. Stelle sie zur Seite.

Wasche den Fisch und tupfe ihn trocken. Lege ihn in eine Schüssel und reibe ihn mit Zitronensaft ein. Gib den Fisch in eine Schüssel mit Milch. Lass ihn darin 15 Minuten ruhen, damit der Fisch die Flüssigkeit aufnehmen kann.

Verteile die Brotkrumen über ein sauberes Backblech. Wälze den Fisch in den Brotkrumen.

Fette eine Backform mit Öl ein und lege die Filets hinein. Stelle die Form in den Backofen und backe sie etwa 20-25 Minuten. Nimm sie anschließend aus dem Ofen und serviere mit Zitronenvierteln.

Nährwertangaben pro Portion: Kcal: 236, Protein: 37,5g, Kohlenhydrate: 8,8g, Fette: 4,5g

30. Apfel Grünkohl Smoothie

Zutaten:

1 große Apfel, entkernt und gewürfelt

1 Tasse Grünkohl, gewürfelt

½ Tasse fettreduzierte Milch

1 EL Honig

1 EL Leinsamen

Zubereitung:

Gib den Grünkohl in einen Topf kochendes Wasser. Koche ihn, bis er weich ist und nimm den Topf dann vom Herd. Gieße das Wasser ab und stelle ihn zum Abkühlen einige Zeit zur Seite.

Vermenge den gekochten Grünkohl mit den anderen Zutaten in einer Küchenmaschine. Verrühre, bis eine geschmeidige Masse entsteht. Gib alles in Gläser und stelle sie 1 Stunde vor dem Servieren in den Kühlschrank.

Nährwertangaben pro Portion: Kcal: 147, Protein: 4,1g, Kohlenhydrate: 31,2g, Fette: 1,3g

31.   Pute mit Kiwi Pasta

Zutaten:

450g Putenbrust, gewürfelt

230g Pasta (Nudeln)

2 Tassen Brokkoli, halbiert

4 große Kiwis, geschält und in Scheiben

2 mittelgroße Paprika, in Streifen geschnitten

½ Tasse Frühlingszwiebeln, gewürfelt

4 EL Parmesan Käse, gerieben

½ TL Salz

Für das Dressing:

2 EL Olivenöl

½ Tasse Balsamicoessig

2 EL gelber Senf

2 TL frischer Basilikum, fein gehackt

Zubereitung:

Gib das Fleisch in eine große Bratpfanne und verteile genügend Wasser darüber, um es zu bedecken. Bestreue mit Salz. Lege einen Deckel darauf und koche es 1 Stunde bei mittlerer-niedriger Stufe. Nimm die Pfanne vom Herd und gieße das Wasser ab. Stelle sie zur Seite.

Vermenge die Dressingzutaten in einer Rührschüssel. Verrühre gut und stelle sie zur Seite, damit sich der Geschmack entfalten kann.

Bereite die Nudeln nach Packungsanweisung zu. Gib kurz vor Ende den Brokkoli dazu und rühre gut um. Koche alles etwa 1-2 weitere Minuten und nimm den Topf vom Herd. Gieße das Wasser ab und beträufle mit dem zuvor zubereiteten Dressing.

Rühre die Kiwis, Paprika sowie, Frühlingszwiebeln unter und vermenge alles. Graniere mit gekochten Fleischwürfeln und bestreue mit Käse. Serviere.

Nährwertangaben pro Portion: Kcal: 217, Protein: 14,4g, Kohlenhydrate: 27,6g, Fette: 5,6g

32.   Apfel Quinoa Smoothie

Zutaten:

1 große grüner Apfel, entkernt und gewürfelt

1 Tasse weiße Quinoa, vorgekocht

1 Tasse Babyspinat, gewürfelt und vorgekocht

½ mittelgroße Gurke, in Scheiben

1 Tasse Wasser

Zubereitung:

Gib die Quinoa in einen mittleren Topf und verteile genügend Wasser darauf, bis sie bedeckt ist it. Koche ausreichend und nimm den Topf vom Herd. Gieße das Wasser ab und gib alles in eine mittelgroße Schüssel.

Verwende den gleichen Topf und wiederhole den Vorgang mit dem Spinat. Gieße das Wasser ab und vermenge mit Quinoa. Füge die restlichen Zutaten bei und gib alles in eine Küchenmaschine. Rühre alles, bis du eine geschmeidige Masse erhältst. Stelle sie 30 Minuten in den Kühlschrank und garniere vor dem Servieren mit Minzeblätter.

Nährwertangaben pro Portion: Kcal: 110, Protein: 4,2g, Kohlenhydrate: 22,1g, Fette: 1,5g

33. Lachs mit Basilikumsauce

Zutaten:

140g Lachsfilets, ohne Haut und Knochen

340g Babykarotten, ganz

340g Brokkoli, gewürfelt

2 EL frischer Basilikum, fein gehackt

8 Knoblauchzehen, zermahlen

½ Tasse Olivenöl

1 mittelgroße Zitrone, geviertelt

1 TL Salz

Zubereitung:

Vermenge die Karotten und den Brokkoli in einem großen Topf. Verteile genügend Wasser darauf, um alle Zutaten zu bedecken. Koche ihn, bis er zart ist. Nimm den Topf vom Herd und gieße das Wasser ab. Bestreue mit einer Prise Salz und stelle ihn zur Seite.

Vermenge den Knoblauch und Salz in einer Küchenmaschine und rühre. Gib nach und nach etwa 1

Teelöffel davon dazu. Rühre 30 Sekunden. Wiederhole den Vorgang, bis alles verarbeitet ist. Gib Basilikum und Pfeffer bei und rühre erneut. Stelle die Schüssel zur Seite.

Erhitze einen Esslöffel Öl etwa 3-4 Minuten in eine große Auflaufform bei mittlerer-hoher Stufe. Gib die Zutaten dazu. Nimm die Form aus dem Ofen und verteile den Inhalt auf eine Servierplatte. Verteile die Knoblauch-Basilikum-Sauce darüber. Serviere mit gekochtem Gemüse. Garniere mit Zitronenvierteln.

Nährwertangaben pro Portion: Kcal: 331, Protein: 10,2g, Kohlenhydrate: 14,7g, Fette: 27,8g

34.   Spinat Tomaten Omelette

Zutaten:

8 große Eier

½ Tasse Spinat, gewürfelt

1 große Paprika, in Scheiben

2 kleine Tomaten, in Scheiben

1 kleine Zwiebel, in Scheiben

2 EL Olivenöl

1 EL fettreduzierte Milch

1 TL Gemüse Gewürzmischung

¼ TL Salz

¼ TL schwarzer Pfeffer, gemahlen

Zubereitung:

Gib den Spinat in einen tiefen Topf. Füge 2 Tassen Wasser bei und bringe sie zum Kochen. Nimm den Topf vom Herd und gieße das Wasser ab. Stelle ihn zum Abkühlen zur Seite.

Vermenge Tomaten und Milch in einen Mixer. Würze mit einer Prise Salz und rühre, bis eine geschmeidige Masse entsteht. Stelle sie zur Seite.

Erhitze das Öl in einer antihaftbeschichteten Bratpfanne bei mittlerer-hoher Stufe. Gib Zwiebel dazu und brate sie, bis sie glasig sind. Füge die gewürfelte Paprika dazu und koche sie etwa 4-5 weitere Minuten. Gib Spinat hinzu und verteile die Tomatensauce darüber.

Schlage die Eier in einer Rührschüssel und gib eine Prise Salz, Pfeffer und Gemüse Gewürzmischung dazu. Koche alles, bis die Eier gar sind. Falte die Omelette mit einem Küchenspatel und nimm sie vom Herd.

Serviere im Anschluss.

Nährwertangaben pro Portion: Kcal: 230, Protein: 13,7g, Kohlenhydrate: 6,8g, Fette: 17,1g

35. Makrele Salat

Zutaten:

3 Makrelenfilets, ohne Knochen

1 EL Olivenöl

1 TL getrockneter Rosmarin, gemahlen

1 Tasse Kirschtomaten

¼ Tasse Oliven

1 TL Knoblauch, zermahlen

1 TL getrockneter Basilikum, gemahlen

2 EL Zitronensaft

¼ TL Salz

Zubereitung:

Bestreue die Makrelenfilets mit Rosmarin und brate sie in einer großen Bratpfanne bei 180 Grad etwa 10 Minuten auf jeder Seite, bis er goldbraun ist. Verwende ein Küchentuck, um das austretende Öl aufzusaugen. Lass ihn etwa 15 Minuten abkühlen und schneide ihn in gleichgroße Würfel.

Vermische den Fisch mit anderen Zutaten in einer großen Schüssel. Gib Knoblauch, Basilikum und Zitronensaft dazu. Würze mit Salz und serviere warm.

Nährwertangaben pro Portion: Kcal: 299, Protein: 21,8g, Kohlenhydrate: 3,8g, Fette: 21,8g

36.   Zucchini Lachs

Zutaten:

450g Lachsfilets, in Scheiben

2 kleine Zucchini

6 Rosenkohl

3 EL natives Olivenöl extra

¼ TL schwarzer Pfeffer, gemahlen

Zubereitung:

Schäle und schneide die Zucchini in 0,5 cm dicke kreisrunde Scheiben. Schneide die Lachsfilets in mundgerechte Stücke. Erhitze einen EL Olivenöl in einer großen Bratpfanne und gib die Lachsfilets hinein. Brate sie etwa 10 Minuten, bis er knusprig ist. Sobald er gar ist, gib den Fisch auf eine Platte und decke sie mit Küchenpapier ab, um das Fett aufzusaugen. Stelle ihn zur Seite.

Halbiere den Rosenkohl. Vermenge ihn zusammen mit den Zucchinischeiben in einer großen Schüssel und gib 2 EL des restlichen Olivenöls dazu. Gib das Gemüse in eine Bratpfanne und koche es, bis der Rosenkohl zart ist. Das sollte nicht mehr als 10 Minuten dauern. Gib deine

Lachsfilets in eine Bratpfanne, lege den Deckel darauf und lasse ihn erneut warm werden. Serviere und genieße.

Nährwertangaben pro Portion: Kcal: 262, Protein: 23,7g, Kohlenhydrate: 4,7g, Fette: 17,7g

37.   Garnelen in Tomatensauce

Zutaten:

3 Tassen gefrorene Garnelen, aufgetaut

3 mittelgroße Tomaten, grob gewürfelt

1 TL getrockneter Basilikum, gemahlen

3 Knoblauchzehen, gewürfelt

¼ TL schwarzer Pfeffer, gemahlen

¼ Tasse Olivenöl

3 EL Olivenöl (zum Braten)

Zubereitung:

Verrühre ¼ Tasse Olivenöl, getrockneter Basilikum, gewürfelten Knoblauch und Pfeffer in einer Rührschüssel. Reibe jede Garnele mit dieser Marinade ein und stelle sie zur Seite. Wasche und würfle die Tomaten grob.

Verwende eine große Grillpfanne um 3 EL Olivenöl zu erhitzen. Nimm die Garnelen aus der Marinade und grille sie einige Minuten auf jeder Seite. Sie sollten am Ende goldbraun sein. Drehe die Hitze auf niedrige Stufe und gib die gewürfelten Tomaten dazu. Lege den Deckel darauf und koche die Tomaten, bis sie zart sind. Serviere warm.

Nährwertangaben pro Portion: Kcal: 218, Protein: 1,1g, Kohlenhydrate: 4,4g, Fette: 23,3g

38. Würziges Apfelkompott

Zutaten:

1 Tasse selbstgemachtes Apfelkompott

½ Tasse Olivenöl

4 EL Apfelessig

3 EL getrocknete Petersilie, gewürfelt

2 EL getrockneter Majoran, gemahlen

¼ TL roter Pfeffer, gemahlen

¼ EL gelber Senf

Für selbstgemachtes Apfelkompott:

5-6 mittelgroße Äpfel (Alkmene Apfel)

1 TL Zimt, gemahlen

4 Tassen Wasser

Zubereitung:

Wasche und schäle die Äpfel. Schneide sie in Viertel und entferne den Kern. Gib sie in einen großen Topf und verteile genügend Wasser darüber, um sie zu bedecken (4

Tassen sollten ausreichen). Bringe sie zum Kochen und koche sie, bis sie weich sind. Rühre gelegentlich um. Nach etwa 20 Minuten kannst du sie vom Herd nehmen und das Wasser abgießen. Lass sie kurz abkühlen und zerdrücke sie mit einer Gabel. Gib sie zusammen mit einem TL gemahlenem Zimt in eine Küchenmaschine. Mische sie 30 Sekunden, bis du eine cremige Mischung erhältst. Verteile das Kompott in ein Marmeladenglas und verschließe es mit einem Deckel.

Hilfreicher Tipp: Bereite das Apfelkompott einige Stunden zuvor zu, vielleicht sogar einen Tag vorher. Für dieses Rezept benötigst du ein kaltes Apfelkompott.

Bereite nun den Rest zu. Verrühre Olivenöl, Apfel Essig, gemahlenen roten Pfeffer und Senf in einer großen Schüssel. Du erhältst eine cremige Mischung. Vermenge sie mit einem Apfelkompott und gib die getrocknete Petersilie und den getrockneten Majoran dazu. Lass es im Kühlschrank etwa eine Stunde ruhen. Du kannst das Rezept als gesunde Vorspeise servieren.

Nährwertangaben pro Portion: Kcal: 298, Protein: 0,9g, Kohlenhydrate: 32,3g, Fette: 20,7g

39.   Pollo Cacciatore

Zutaten:

4 Hühnerbrust, ohne Haut und Knochen

340g Sonnen getrocknete Tomatenpaste

2 kleine Zwiebeln, in Scheiben

1 Tasse Hühnerbrühe, ungesalzen

2 Knoblauchzehen, zermahlen

1 TL getrockneter Basilikum, gemahlen

½ TL getrockneter Oregano, gemahlen

¼ TL schwarzer Pfeffer, gemahlen

¼ TL Salz

1 Tasse Wasser

Zubereitung:

Vermenge alle Zutaten in einem Dampfgarer. Verschließe ihn mit einem Deckel und koche etwa 9-10 Stunden bei niedriger Stufe. Nimm den Topf vom Herd und lass ihn kurz abkühlen, bevor du ihn öffnest.

Bestreue mit etwas Salz, Pfeffer oder Chili. Serviere warm.

Nährwertangaben pro Portion: Kcal: 242, Protein: 30,6g, Kohlenhydrate: 13,5g, Fette: 7,5g

40.   Käse Wassermelonen Salat

Zutaten:

4 Tassen Wassermelone, entkernt und gewürfelt

½ Tasse Fetakäse, zerbröselt

¼ Tasse Oliven, entkernt und fein gehackt

1 EL frischer Basilikum, fein gehackt

1 kleine rote Zwiebel, in Scheiben

2 EL natives Olivenöl extra

3 EL Zitronensaft

Zubereitung:

Vermenge Zitronensaft, Olivenöl, Basilikum, und Salz in einer Rührschüssel. Vermische alles und stelle die Schüssel 10 Minuten zur Seite, damit sich die Aromen entfalten können.

Vermenge Wassermelone, Zwiebel, Basilikum und Oliven in einer großen Salatschüssel. Beträufle mit Marinade und verrühre gut. Stelle sie 30 Minuten vor dem Servieren in den Kühlschrank.

Nährwertangaben pro Portion: Kcal: 175, Protein: 3,8g, Kohlenhydrate: 14,6g, Fette: 12,2g

41.   Cremiges geröstetes Gemüse

Zutaten:

½ Tasse Rote Beete, geschält und in Scheiben

½ Tasse Rosenkohl, gewürfelt

½ Tasse Kürbis, geschält und gewürfelt

½ Tasse Karotte, gewürfelt

1 Tasse Tomaten, grob gewürfelt

½ Tasse geröstete Tomaten

1 kleine Zwiebel, in Scheiben

2 Knoblauchzehen, zermahlen

1 Tasse Rote Beete, fein gehackt

½ TL Salz

¼ TL schwarzer Pfeffer, gemahlen

3 EL Olivenöl

Zubereitung:

Heize den Backofen auf 170°C vor.

Vermenge in einer großen Schüssel Rote Beete, Rosenkohl und Kürbis. Füge 1 EL Olivenöl bei und etwas Salz zum Würzen. Gib alles in eine Auflaufform und backe etwa 20 Minuten.

Erhitze in der Zwischenzeit das restliche Öl in einer mittelgroßen Bratpfanne. Gib Zwiebeln und Karotte dazu und brate sie etwa 5 Minuten, rühre gelegentlich um.

Gib die Tomatenscheiben und Rote Beete dazu. Würze mit Pfeffer und lass alles etwa 20 Minuten leicht köcheln. Rühre erneut um und gib dann die Rote Beete, Salz, und Pfeffer dazu.

Serviere warm.

Nährwertangaben pro Portion: Kcal: 138, Protein: 1,9g, Kohlenhydrate: 10,9g, Fette: 10,8g

42.   Kürbis Vorspeise

Zutaten:

2 Tassen Kürbis, gewürfelt

2 TL frischer Kümmel, gemahlen

2 TL Koriander, gemahlen

4 EL Gemüseöl

8 getrocknete Feigen, in Scheiben

1 kleine rote Zwiebel, in Scheiben

¼ Tasse frischer Koriander, gewürfelt

4 EL frischer Zitronensaft

¼ Tasse Olivenöl

Zubereitung:

Heize den Backofen auf 150°C vor.

Vermenge in einer großen Schüssel den Kürbis mit Kümmel, Koriander und Gemüse. Mische alles gut. Verteile die Kürbismischung auf ein Backblech und backe sie etwa 20 Minuten. Nimm das Blech aus dem Ofen und lass sie abkühlen.

Gib Kürbis, Feigen, Zwiebel, Korianderblätter, Zitronenschale, Zitronensaft und Olivenöl in eine Schüssel und rühre, bis alles gut durchmischt ist. Serviere.

Nährwertangaben pro Portion: Kcal: 379, Protein: 3,1g, Kohlenhydrate: 36,6g, Fette: 27,3g

43.   Kirsche Pfannkuchen

Zutaten:

1 Tasse Allzweckmehl

2 große Eier

4 TL Zucker

1 TL Vanilleextrakt

1 TL Backpulver

1 Tasse fettreduzierte Milch

1 Tasse frische Kirschen

3 TL Kirschenextrakt

¼ Tasse frischer Kirschensaft

2 EL Öl (zum Braten)

Zubereitung:

Vermenge alle trockenen Zutaten in einer großen Schüssel.
Mische gut und rühre vorsichtig 1 Tasse Milch,
Vanilleextrakt und Eier ein. Decke die Schüssel ab und lass
sie etwa 10 Minuten stehen.

Erhitze in der Zwischenzeit das Öl in einer mittleren antihaftbeschichteten Bratpfanne bei mittlerer Hitze. Etwa1 Esslöffel Öl sollten für die ersten beiden Pfannkuchen ausreichen. Du kannst später noch etwas Öl zugeben.

Verteile den Pfannkuchenteig in eine Bratpfanne. Brate ihn etwa eine Minute auf jeder Seite, bis er goldbraun auf beiden Seiten ist. Lege ihn auf eine Platte.

Vermenge in einer anderen Schüssel 2 Tassen frische Kirschen mit Kirschenextrakt. Rühre ¼ Tasse frischer Kirschensaft ein. Garniere jeden Pfannkuchen mit 2 Esslöffel der Mischung und serviere.

Nährwertangaben pro Portion: Kcal: 251, Protein: 8,4g, Kohlenhydrate: 31,4g, Fette: 9,6g

44. Italienische Garnelen

Zutaten:

450g große Garnelen, geschält und entdarmt

2 EL Zitronensaft

2 Zitronen, in Scheiben geschnitten

5 EL Olivenöl

½ TL Meersalz

½ TL roter Pfeffer, gemahlen

½ TL schwarzer Pfeffer, gemahlen

1 EL Knoblauch, zermahlen

10 Lorbeerblätter

Zubereitung:

Wasche die Garnelen und lass das Wasser abtropfen. Vermenge in einer großen Schüssel Zitronensaft, 3 Esslöffel Olivenöl, Meersalz, schwarzer und roter Pfeffer, Lorbeerblätter und Knoblauch um daraus die Marinade zu bereiten. Tränke die Garnelen darin. Decke die Schüssel ab und lass sie etwa 10 Minuten im Kühlschrank stehen.

Erhitze 2 Esslöffel Olivenöl bei hoher Stufe in einer Bratpfanne. Brate die Garnelen etwa 15 Minuten, rühre dabei gelegentlich um. Wenn nötig, gib beim Braten etwas Marinade hinzu.

Nährwertangaben pro Portion: Kcal: 252, Protein: 21,6g, Kohlenhydrate: 4,2g, Fette: 17,6g

45. Gegrilltes Rindfleisch mit Mandeln

Zutaten:

3 große Rindersteaks

1 große Zwiebel, in dünne Scheiben

4 Tassen Babyspinat, gewürfelt

1 TL Knoblauch, gewürfelt

½ TL Ingwer, zermahlen

¼ Tasse Zitronensaft

¼ Tasse Mandeln, grob gewürfelt

1 EL Limettensaft

2 EL Wasser

1 EL Bio-Fischsauce, zuckerfrei

4 EL Gemüseöl

Zubereitung:

Wasche die Rindersteaks und tupfe sie trocken. Schneide sie in mundgerechte Stücke und stelle sie zur Seite.

Schäle die Zwiebel und schneide sie in dünne Scheiben. Erhitze das Öl bei mittlerer-hoher Stufe und brate die Zwiebeln darin goldbraun.

Füge den gewürfelten Babyspinat und Knoblauch bei. Vermische gut und brate ihn etwa 5 Minuten, bis das Wasser im Spinat verdampft ist. Rühre einmal um und nimm den Topf vom Herd.

Vermenge in einer großen Schüssel den Babyspinat mit Ingwer, Zitronensaft, Wasser, Mandeln und Fischsauce. Mische alles mit einer Gabel durch. Tränke die Rindersteaks darin und gib sie zurück in die Bratpfanne. Gib etwas Wasser dazu, wenn nötig. Lass sie zugedeckt etwa 30 Minuten braten, wende sie gelegentlich.

Wenn das Wasser verdampft ist, nimm die Pfanne vom Herd und gib Limettensaft darauf. Lass alles etwa 20-30 Minuten abkühlen und serviere.

Nährwertangaben pro Portion: Kcal: 245, Protein: 3,9g, Kohlenhydrate: 9,1g, Fette: 22,5g

46.   Kalbfleisch Kebab

Zutaten:

2 kleine Süßkartoffeln, geschält und in dünne Scheiben geschnitten

2 Kalbfleischsteaks, in Würfel geschnitten

1 mittlere rote Zwiebel, in Scheiben

1 rote Peperoni, in Scheiben

3 EL frischer Petersilie, fein gehackt

3 EL frischer Minze, fein gehackt

3 EL Schnittlauch, fein gehackt

2 kleine Tomaten, in Scheiben

6 EL Olivenöl

Für die Marinade:

2 EL Zitronensaft

2 grüne Chili, entkernt und fein gehackt

2 kleine Knoblauchzehen, fein gehackt

4 EL Olivenöl

2 EL Weißweinessig

Zubereitung:

Koche die Kartoffeln etwa 20-25 Minuten, bis sie zart sind. Gieße das Wasser ab und lass sie abkühlen.

Vermenge den Zitronensaft, grüne Chili, gewürfelte Knoblauchzehen, Olivenöl und Essig in einer große Rührschüssel. Tränke das Fleisch und das Gemüse in dieser Marinade und lass sie im Kühlschrank mindestens eine Stunde ziehen.

Spieße das Fleisch und das Gemüse auf Holzstäbchen. Verteile mit einem Küchenpinsel das restliche Olivenöl über die Kebab Spieße. Grille sie direkt im Anschluss bei mittlerer-hoher Stufe etwa 5-6 Minuten auf jeder Seite.

Nährwertangaben pro Portion: Kcal: 375, Protein: 19,2g, Kohlenhydrate: 11,1g, Fette: 28,4g

47. Pfefferminze Cookies

Zutaten:

1 Tasse Butter, weich

2 EL Honig

2 große Eier

1 TL Pfefferminzextrakt

2 Tassen Allzweckmehl

½ Tasse Kakaopulver

1 TL Backnatron

½ TL Salz

1 Tasse Schokoraspeln

Zubereitung:

Heize den Backofen auf 180°C vor.

Schmelze die Butter und gib sie in eine große Rührschüssel. Füge Honig, Eier und Pfefferminzextrakt bei. Rühre gut um, bis eine cremige und luftige Mischung entsteht. Stelle sie zur Seite.

Vermenge Mehl, Backnatron, Salz und Kakaopulver. Rühre gut um und gib die zuvor zubereitete Buttermischung dazu. Vermische alles mit einem Handmixer. Füge Schokoraspeln zu und rühre noch einmal um.

Forme 1 cm dicke Kugeln mit deinen Händen. Verteile die Kugeln in eine große antihaftbeschichtete Bratpfanne. Presse jede Kugel mit deinen Handballen an, damit ein Küchlein entsteht.

Stelle sie in den Backofen und backe sie 10 Minuten, bis sie knusprig sind. Nimm sie aus dem Ofen und lass sie kurz abkühlen.

Serviere sie direkt oder bewahre sie in einer Vorratsdose 1 Woche auf.

Nährwertangaben pro Portion: Kcal: 153, Protein: 2,4g, Kohlenhydrate: 14,1g, Fette: 10,1g

48.   Kidney Bohnen-Thunfisch -Salat

Zutaten:

2 Tassen weiße Kidney Bohnen, vorgekocht

1 Dose Thunfisch (Albacore), zermahlen

1 Tasse frischer Sellerie, gewürfelt

1 Tasse Paprika, gewürfelt

¼ Tasse Frühlingszwiebeln, gewürfelt

4 Tassen Eisbergsalat

1 Tasse Fetakäse

2 EL Olivenöl

2 EL Balsamicoessig

2 EL Dijonsenf

1 EL frischer Basilikum, fein gehackt

¼ TL schwarzer Pfeffer, gemahlen

½ TL Salz

Zubereitung:

Lege die Bohnen in einen Topf kochendes Wasser. Koche sie, bis sie weich sind. Nimm sie vom Herd und gieße das Wasser ab. Stelle ihn zur Seite.

Vermenge Senf, Basilikum, Essig, Öl, Salz und Pfeffer in einer Rührschüssel. Stelle sie 10 Minuten zur Seite, damit sich der Geschmack entfalten kann.

Vermenge Thunfisch, Bohnen, Sellerie, Pfeffer und Frühlingszwiebeln in einer mittelgroßen Schüssel. Rühre gut um. Beträufle mit Marinade und vermische alles.

Gib eine Handvoll Salatblätter auf eine Servierplatte und löffle den Salat darauf. Garniere mit Käse und serviere.

Nährwertangaben pro Portion: Kcal: 386, Protein: 26,7g, Kohlenhydrate: 41,6g, Fette: 13,3g

49.   Grünes Hühnchen

Zutaten:

450g Hühnerbrust, ohne Haut und Knochen

2 Tassen Spinat, gewürfelt

1 Tasse frischer Orangensaft

3 grüne Paprika, gewürfelt

3 kleine Chili, fein gehackt

2 kleine Zwiebeln, gewürfelt

1 EL frischer Ingwer, geraspelt

1 TL roter Pfeffer, gemahlen

4 EL Gemüseöl

½ TL Salz

Zubereitung:

Wasche das Huhn und tupfe es mit Küchenpapier trocken. Würfle es in mundgerechte Stücke. Würfle dann die Zwiebeln und die Paprika und stelle sie zur Seite.

Erhitze das Öl in einer großen Pfanne bei mittlerer-hoher Stufe. Füge die Zwiebeln und Paprika bei und sautiere sie, bis die Zwiebeln glasig sind. Gib dann Fleisch, Ingwer, roter Pfeffer und Salz dazu. Koche alles etwa 10-12 Minuten, bis das Hühnchen goldbraun ist.

Vermenge in der Zwischenzeit frischer Orangensaft und Spinat in einer Küchenmaschine. Mische beides 30 Sekunden. Gib die Mischung in die Pfanne und koche alles, bis der Spinat leicht zerdrückt ist. Lege den Deckel auf die Pfanne, nimm sie vom Herd und lass sie etwa 10 Minuten vor dem Servieren stehen.

Nährwertangaben pro Portion: Kcal: 278, Protein: 23,4g, Kohlenhydrate: 12,2g, Fette: 15,1g

50.   Fisch Eintopf

Zutaten:

450g Karpfenfilets

5 mittelgroße Karotten, in Scheiben

3 Chili, in Scheiben

3 mittelgroße Tomaten, grob gewürfelt

¼ TL schwarzer Pfeffer, gemahlen

¼ Tasse Sellerie, fein gehackt

1 EL Olivenöl

Zubereitung:

Schäle die Karotten und wasche sie unter kaltem Wasser. Schneide sie in dünne Scheiben. Koche die Karotten in einen Topf kochendes Wasser etwa 20 Minuten, bis sie zart sind. Nimm den Topf vom Herd und gieße das Wasser ab. Stelle ihn zur Seite.

Erhitze das Olivenöl in einem großen Topf. Gib die Karotten bei und brate sie etwa 5 Minuten, rühre gelegentlich um. Gib dann Chili, Tomaten, Sellerie und Pfeffer dazu. Brate das Gemüse bei niedriger Temperatur etwa 8-10 Minuten.

Wasche und schneide in der Zwischenzeit die Filets in 1 cm dicke Würfels. Gib die Filets und 2 Tassen Wasser in einen Topf. Bringe sie zum Kochen und lege den Deckel darauf. Drehe die Hitze auf niedrige Stufe und koche alles etwa 30 Minuten.

Nährwertangaben pro Portion: Kcal 378:, Protein: 28,6g, Kohlenhydrate: 11,6g, Fette: 23,9g

51. Rinderkotelett mit Ananas & Kurkuma

Zutaten:

675g Rinderkotelett, ohne Knochen

2 EL Kokosöl

1 EL Olivenöl

½ Tasse Kokosmilch

1 TL Kurkuma, gemahlen

¼ TL schwarzer Pfeffer, gemahlen

1 mittelgroße Ananas, geschält und gewürfelt

Zubereitung:

Wasche und tupfe das Fleisch trocken. Schneide es in mundgerechte Stücke. Vermenge das Fleisch mit Kokosöl, Kokosmilch, Kurkuma, Pfeffer und Ananas. Vermische alles und stelle es 15 Minuten zur Seite.

Erhitze Olivenöl in einem großen Wok. Nimm das Fleisch und die Ananaswürfel aus der Marinade und brate sie etwa 5-7 Minuten auf jeder Seite. Verteile dann die restliche Marinade darin, lege den Deckel auf den Wok und koche alles 30 Minuten bei mittlerer Temperatur. Die Marinade wird dickflüssig werden und das Fleisch zart. Nimm den Wok vom Herd und serviere.

Nährwertangaben pro Portion: Kcal: 317, Protein: 34,9g, Kohlenhydrate: 1,4g, Fette: 18,7g

52. Pute Trommelstöcke mit Nüssen und Johannisbrot

Zutaten:

3 Putenschenkel

½ Tasse Mandelmilch

4 TL Nussmischung, gemahlen

3 EL Johannisbrot, zermahlen

¼ TL roter Pfeffer, gemahlen

Zubereitung:

Heize den Backofen auf 170°C vor.

Wasche und putze in der Zwischenzeit das Fleisch. Tupfe es mit Küchenpapier trocken. Vermenge in einer kleinen Schüssel die Mandelmilch, Nussmischung und Johannisbrot. Mische gut und tränke jeden Putenschenkel in der Mischung.

Bestreue mit rotem Pfeffer und wickle die Schenkel in Aluminiumfolie ein.

Lege die Trommelstöcke auf ein Backblech und backe sie 40 Minuten. Nimm sie aus dem Backofen und lass sie vor dem Servieren kurz abkühlen.

Nährwertangaben pro Portion: Kcal: 316, Protein: 31,2g, Kohlenhydrate: 8,4g, Fette: 17,4g

53.   Senf Huhn

Zutaten:

2 Hühnerbrust, ohne Knochen und Haut

¼ Tasse Apfelweinessig

¼ Tasse Olivenöl

1 EL Knoblauch, zermahlen

2 EL gelber Senf

¼ TL grüner Pfeffer, gemahlen

1 EL Olivenöl (zum Braten)

Zubereitung:

Wasche und tupfe das Fleisch trocken. Lege es auf ein Schneidebrett und würze mit gemahlenem grünen Pfeffer. Vermenge in einer großen Schüssel den Apfelweinessig, Olivenöl, Knoblauch und Senf um daraus eine Marinade zu bereiten. Tränke die Hühnerbrust in dieser Marinade und achte darauf, dass das Fleisch gleichmäßig damit bedeckt ist. Decke es ab und stelle es mindestens 2 Stunden in den Kühlschrank (am besten sogar über Nacht).

Erhitze das Öl in einer großen antihaftbeschichteten Bratpfanne bei mittlerer-hoher Stufe. Gib Hühnerbrust dazu und koche sie etwa 7-10 Minuten auf jeder Seite, bis sie knusprig und leicht braun ist. Gib etwas von der Marinade während des Bratens auf das Huhn. Diese Säfte machen das Fleisch zart.

Rühre gelegentlich um und koche das Fleisch, bis es gar ist. Nimm den Topf dann vom Herd und serviere.

Nährwertangaben pro Portion: Kcal 365: , Protein: 33,3g, Kohlenhydrate: 1,3g, Fette: 24,8g

54. Aubergine Kasserole

Zutaten:

2 große Auberginen, geschält und in Scheiben

1 Tasse Kalbfleisch, zermahlen

1 mittelgroße Zwiebel, gewürfelt

1 TL Olivenöl

2 mittelgroße Tomaten, gewürfelt

1 TL frischer Petersilie, fein gehackt

¼ TL schwarzer Pfeffer, gemahlen

Zubereitung:

Heize den Backofen auf 150°C vor.

Schäle die Auberginen und schneide sie längs durch. Gib sie in eine Schüssel und stelle sie mindestens eine Stunde zur Seite.

Wälze die Auberginen in den aufgeschlagenen Eiern. Erhitze das Öl in einer großen Bratpfanne bei mittlerer-hoher Stufe. Lege die Auberginenscheiben hinein und koche sie 5 Minuten auf beiden Seiten, bis sie zart sind.

Nimm sie dann aus der Pfanne und lege die Zwiebeln hinein. Gib dann die Paprikascheiben, Tomate und die fein gehackte Petersilie dazu. Brate alles einige Minuten und füge dann das Fleisch bei.

Wenn das Fleisch zart ist, nimm es vom Herd, lass es abkühlen, gib ein Ei dazu und würze mit Pfeffer. Gib die gebratene Aubergine und das Fleisch zusammen mit dem Gemüse in eine Backofen geeignete Form und bilde aus den Zutaten Schichten, bis du alles aufgebraucht hast. Backe den Auflauf 30 Minuten.

Nimm ihn dann aus dem Ofen und lass ihn kurz abkühlen. Serviere.

Nährwertangaben pro Portion: Kcal: 144, Protein: 9,6g, Kohlenhydrate: 21,2g, Fette: 3,7g

55.   Lauch mit Hühnerwürfel

Zutaten:

2 Tassen Lauch, geputzt

1 Tasse Hühnerfilet, gewürfelt

3 EL Olivenöl

1 TL Thymianblätter

¼ TL schwarzer Pfeffer, gemahlen

Zubereitung:

Schneide den Lauch am Tag zuvor in kleine Stücke und wasche ihn unter kaltem Wasser ab. Bewahre ihn über Nacht in einer Plastiktüte auf.

Erhitze das Öl in einer großen Bratpfanne bei mittlerer-hoher Stufe. Gib die Hühnerwürfel dazu und brate sie etwa 10-15 Minuten. Rühre gelegentlich um, bis das Fleisch zart ist.

Drehe die Hitze auf niedrige Stufe, gib den Lauch dazu und mische alles gut. Koche etwa 5-7 weitere Minuten. Wenn die Zutaten gar sind, nimm sie aus der Pfanne und bestreue sie mit etwas Pfeffer Dekoriere vor dem Servieren mit einigen Thymianblättern.

Nährwertangaben pro Portion: Kcal: 369, Protein: 21,7g, Kohlenhydrate: 13,1g, Fette: 26,5g

56.   Rote Pfeffer-Bohnen

Zutaten:

675g Bohnen, vorgekocht

2 mittelgroße Karotten, in Scheiben

1 große rote Peperoni, gewürfelt

2 mittelgroße Zwiebeln, in Scheiben

5 Knoblauchzehen, zermahlen

3 kleine Tomaten, in Scheiben

1 Tasse Tomatensauce

1 kleine Chili, fein gehackt

1 Tasse Sellerie, gewürfelt

2 EL Olivenöl

6 Tassen Wasser

Zubereitung:

Erhitze das Olivenöl in einer Pfanne ohne Deckel auf hoher
Stufe. Brate die Zwiebeln 2 Minuten, bis sie glasig sind.

Gib Karotten, Peperoni und Knoblauch dazu. Brate sie 10 Minuten auf mittlerer-hoher Stufe. Füge dann die Tomaten, Tomatensauce und 1 Tasse heißes Wasser bei.

Gib die vorgekochten Bohnen dazu und 5 Tassen Wasser und am Ende Sellerie und Chili.

Lege den Deckel darauf. Erhitze alles 10 Minuten auf höchster Stufe.

Nährwertangaben pro Portion: Kcal: 356, Protein: 9,2g, Kohlenhydrate: 49,4g, Fette: 6g

57.   Marokkanisches Risotto

Zutaten:

1 Tasse brauner Reis, vorgekocht

2 EL natives Olivenöl extra

2 mittelgroße Karotten, geraspelt

1 kleine Tomate, geschält und fein gehackt

1 EL Marokkanische Gewürzmischung

1 mittelgroße Zwiebel, geschält und gewürfelt

6-7 getrocknete Aprikosen, halbiert

Zubereitung:

Bringe in einem tiefen Topf 3 Tassen Wasser zum Kochen. Gib Reis dazu und drehe die Hitze auf niedrige Stufe. Koche, bis das gesamte Wasser verdampft ist. Nimm den Topf dann vom Herd.

Erhitze das Öl in einer Bratpfanne bei mittlerer-hoher Stufe. Füge Zwiebeln bei und brate sie, bis sie glasig sind.

Gib Tomate, Aprikosen und die Marokkanische Gewürzmischung hinzu. Koche weitere 5 Minuten und gib dann den Reis dabei. Rühre gut um.

Garniere mit geraspelter Karotten und serviere.

Nährwertangaben pro Portion: Kcal: 435, Protein: 15,9g, Kohlenhydrate: 67,3g, Fette: 6,3g

58. Brokkoli Eintopf

Zutaten:

55g frischer Brokkoli

2 EL frischer Petersilie, fein gehackt

1 TL getrockneter Thymian, gemahlen

1 EL frischer Zitronensaft

¼ TL Chili, gemahlen

3 EL Olivenöl

1 EL Cashewsahne

Zubereitung:

Gib den Brokkoli in einen tiefen Topf und verteile genügend Wasser darauf, um ihn zu bedecken. Bringe ihn zum Kochen und koche ihn, bis er zart ist. Nimm den Topf vom Herd und gieße das Wasser ab.

Gib alles in eine Küchenmaschine. Füge frische Petersilie, Thymian und etwa ½ Tasse Wasser bei. Rühre um, bis eine geschmeidige Masse entsteht. Gib alles in einen Topf und füge Wasser bei, um alle Zutaten damit zu bedecken.

Bringe es zum Kochen und koche einige Minuten bei niedriger Stufe.

Rühre etwas Olivenöl und Cashewsahne ein, bestreue mit gemahlenem Chili und träufle frischen Zitronensaft darauf. Serviere warm.

Nährwertangaben pro Portion: Kcal: 72 Protein: 12,2g, Kohlenhydrate: 15,8g, Fette: 8,3g

59.   Leichte Makkaroni mit Thunfisch

Zutaten:

1 Tasse Thunfisch, zermahlen

½ Tasse selbstgemachte Cashewsahne

2 Tassen Reismehl Makkaroni

1 TL Meersalz

1 TL Olivenöl

1 EL Canolaöl

¼ Tasse Oliven (zur Dekoration)

Zubereitung:

Verteile 3 Tassen Wasser in einen Topf. Bringe es zum Kochen und gib die Makkaroni und Salz bei. Koche die Makkaroni etwa 3 Minuten (Reismehl Makkaroni brauchen nicht so lange). Wenn du dir nicht sicher bist, bereite die Makkaroni nach Packungsanweisung zu. Nimm sie dann vom Herd und gieße das Wasser ab.

Vermenge den Thunfisch mit der selbstgemachten Cashewsahne in einer mittelgroßen Schüssel. Zerdrücke ihn dazu mit einer Gabel.

Vermenge Olivenöl und Canolaöl und erhitze sie in einer großen Bratpfanne bei mittlerer-hoher Stufe. Gib die Thunfischmischung dazu und koche sie etwa 15-20 Minuten, rühre gelegentlich um. Füge die Makkaroni bei und vermische alles.

Lege den Deckel auf die Bratpfanne und erhitze die Makkaroni darin. Serviere warm mit einigen Oliven.

Nährwertangaben pro Portion: Kcal: 224, Protein: 33,4g, Kohlenhydrate: 44,3g, Fette: 12,2g

60. Marinierte Lachsstreifen

Zutaten:

900g frischer Lachs, in 1 cm dicke Streifen

1 Tasse natives Olivenöl extra

3 EL Zitronensaft, frisch gepresst

1 EL frischer Rosmarin, fein gehackt

1 TL getrockneter Oregano, gemahlen

1 getrocknetes Lorbeerblatt, zermahlen

1 TL Salz

1 EL Cayennepfeffer, gemahlen

Zubereitung:

Vermenge das Olivenöl mit Zitronensaft, gewürfeltem Rosmarin, getrocknetem Oregano, einem Lorbeerblatt, Salz und Cayennepfeffer in einer Rührschüssel. Rühre gut um.

Verteile die Mischung mit einem Küchenpinsel über die Lachsstreifen. Lass sie etwa 10-15 Minuten stehen.

Erhitze in der Zwischenzeit eine Grillpfanne bei mittlerer-hoher Stufe. Grille die Lachsstreifen 3 Minuten auf jeder Seite.

Serviere mit gedünstetem Gemüse. Das ist aber optional.

Nährwertangaben pro Portion: Kcal: 261, Protein: 26,2g, Kohlenhydrate: 0,1g, Fette: 16,1g

61.   Gemüse Risotto

Zutaten:

1 Tasse brauner Reis, vorgekocht

1 mittelgroße Karotte, in Scheiben

1 mittelgroße Zucchini, in Scheiben

1 kleine Tomate, grob gewürfelt

½ kleine Aubergine, in Scheiben

1 kleine rote Peperoni, in Scheiben

3 EL natives Olivenöl extra

½ TL Salz

1 TL getrocknetem Majoran, gemahlen

Zubereitung:

Gib den Reis in einen tiefen Topf. Füge 2 Tassen Wasser bei und bringe sie zum Kochen. Drehe die Hitze ab und koche alles, bis das Wasser verdampft ist. Rühre gelegentlich um.

Erhitze 1 Esslöffel Olivenöl bei mittlerer-hoher Stufe. Gib die Karottenscheiben hinzu und brate sie etwa 3-4

Minuten, rühre dabei gelegentlich um. Vermenge die Karotten mit Reis.

Verrühre das restliche Olivenöl, Zucchini, Tomate, Aubergine, die rote Peperoni, Salz und Majoran. Gib eine Tasse Wasser hinzu und koche alles weitere 10 Minuten.

Nährwertangaben pro Portion: Kcal: 220, Protein: 6,2g, Kohlenhydrate: 51,2g, Fette: 7,8g

WEITERE WERKE DES AUTORS

70 Effektive Rezepte um Übergewicht vorzubeugen und zu bekämpfen: Verbrenne zügig Kalorien mit gesunder und smarter Ernährung

Von

Joe Correa CSN

48 Rezepte um Akne zu bekämpfen: Der schnelle und natürliche Weg deine Akne-Probleme in 10 oder weniger Tagen zu beheben!

Von

Joe Correa CSN

41 Rezepte um Alzheimer vorzubeugen: Reduziere das Alzheimerrisiko auf natürliche Wege!

Von

Joe Correa CSN

70 Effektive Rezepte gegen Brustkrebs: Beuge Brustkrebs vor und bekämpfe ihn mit smarter Ernährung und kraftvollem Essen

Von

Joe Correa CSN

www.ingramcontent.com/pod-product-compliance
Lightning Source LLC
Chambersburg PA
CBHW020258030426
42336CB00010B/828